DU BROMURE DE POTASSIUM

DANS LE

TRAITEMENT DE L'ÉPILEPSIE

PAR

J. ARTHAUD,

MÉDECIN EN CHEF DE L'ASILE D'ALIÉNÉS DE L'ANTIQUAILLE.

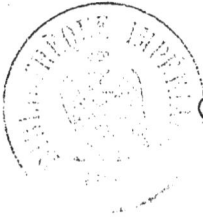
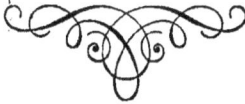

LYON

IMPRIMERIE D'AIMÉ VINGTRINIER

Rue de la Belle-Cordière, 14.

—

1870.

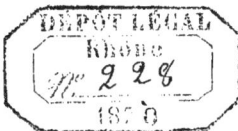

DU BROMURE DE POTASSIUM

TRAITEMENT DE L'ÉPILEPSIE

Préconisé depuis peu d'années seulement comme agent thérapeutique, le bromure de potassium n'a pas tardé à recevoir les
applications les plus diverses. Sans parler de son emploi plus ou
moins heureux dans le traitement de la scrofule, de la syphilis,
du rhumatisme et de la goutte, de la diphthérite, de l'angine gra-
nuleuse, et comme topique, contre les douleurs et les spasmes
résultant de fissures anales, de cancroïdes, etc., il faut reconnaître que des faits bien observés et en nombre déjà considérable, ne permettent plus de révoquer en doute l'action de ce
médicament sur l'ensemble des troubles nerveux groupés sous le
nom de nervosisme, sur la chorée, l'hystérie, la migraine, la co-
queluche, certaines névralgies, sur toutes les affections, en un
mot, dans lesquelles prédominent la *douleur* et la *convulsion*.

Mais c'est surtout à l'épilepsie qu'on devait chercher à opposer
le bromure de potassium ; car l'incertitude des moyens tour à
tour employés contre cette affreuse maladie, le découragement
des médecins appelés à la combattre, livrant la plupart des malheureux qui en sont atteints à l'empirisme le plus grossier, on
comprend qu'on ait accueilli avec une sorte d'engouement l'an-
nonce que la thérapeutique était enfin en possession d'un moyen
efficace pour en triompher.

Rien d'étonnant donc à ce que les succès de la médication bromurée aient été singulièrement exagérés ; mais il ne faudrait pas qu'une réaction excessive contre un enthousiasme irréfléchi fît méconnaître des services réels, et si l'on peut dire après M. Fonssagrives que « de toutes les maladies, l'épilepsie est celle qui tend le plus de piéges à l'expérimentation thérapeutique » et que « les déceptions du passé commandent encore une certaine réserve », il est juste aussi de répéter avec lui « qu'il répugne, dès à présent, d'admettre que tant de praticiens distingués aient commis des erreurs de diagnostic ou se soient bercés de pures illusions. »

Dès 1851, Ch. Locock, en Angleterre, constatait les bons effets du bromure de potassium dans le traitement de l'épilepsie. Après lui, Sieveking, Radcliffe, Brown-Sequard, Browne, venaient appuyer d'observations concluantes ces premières tentatives ; Williams soulageait notablement 30 épileptiques sur 37 soumis par lui à la nouvelle médication dans l'asile de Northampton ; Robert M'Donnel obtenait aussi de beaux résultats, et se plaignait de la timidité excessive avec laquelle les médecins prescrivaient le bromure que M' Gregor signalait comme un palliatif incontestable, sous l'influence duquel les accès diminuaient d'intensité et de fréquence. Enfin, Clouston a fait connaître, en octobre 1868, qu'il a traité par le bromure, à l'asile de Cumberland et de Westmoreland, 29 épileptiques, malades depuis fort longtemps, dans les conditions physiques et psychiques les plus diverses ; le traitement a été continué pendant 38 semaines ; le nombre total des attaques est tombé au 6e de ce qu'il était auparavant ; dans un quart des cas, l'état mental a été grandement amélioré. L'amélioration a été surtout marquée chez ceux qui tombaient le plus souvent.

Dans une note adressée à l'académie des sciences, Namias, de Venise, dit avoir employé avec succès la médication bromurée contre le mal comitial ; parfois, cependant, il a constaté un redoublement de fréquence et d'intensité dans les accès. Il n'hésite pas à porter à 15 grammes par jour la dose du remède.

En France, MM. Blache, Bazin, Besnier, Moreau (de Tours), Aug. Voisin, Thomas (de Sédan), Legrand du Saulle, Max. Simon fils, Becoulet, Vernois, et bien d'autres, ont fait connaître les résultats intéressants et généralement favorables de leur pratique. Donnons une mention spéciale à l'excellent mémoire de M. Aug. Voisin sur l'action physiologique du bromure de potassium et sur son emploi dans le traitement de l'épilepsie, contenant 24 observations détaillées, dont 4 seulement sont relatives à des épileptiques qui n'ont éprouvé aucun effet de la médication, 16 autres ayant été plus ou moins améliorés, et 4 ayant cessé d'avoir des accès depuis plusieurs mois ;

A la communication faite à la Société médicale de Reims par M. Thomas (de Sédan), qui sur 24 cas d'épilepsie traités par le bromure de potassium à la dose de 6 grammes au moins par jour, a obtenu 8 succès, 8 améliorations et 8 insuccès ;

A un travail de M. Becoulet inséré dans les *Annales médico-psychologiques*, constatant les bons effets de la médication sur 5 épileptiques observés à l'asile d'Auxerre ;

Aux intéressantes recherches et observations publiées par M. Legrand du Saulle dans la *Gazette des hôpitaux*. Nul plus que lui n'est convaincu de la possibilité d'obtenir des phases suspensives très-prolongées dans le cours de l'épilepsie. Il croit que le fait seul de conjurer la fréquence des crises convulsives est d'un immense intérêt. Sur 41 cas d'épilepsie traités par lui tant en ville qu'à Bicêtre, et en défalquant 3 cas d'épilepsie saturnine ou alcoolique qui auraient pu guérir sans bromure, il compte une guérison très-probable, 5 suspensions très-prolongées de tout accident épileptique, 6 améliorations sérieuses, 9 insuccès et 17 autres malades en traitement depuis un temps variable.

Mentionnons, enfin, 10 observations recueillies à l'asile de Dôle, et publiées dans le *Bulletin thérapeutique* (1869) par le Dr Max. Simon fils, qui a nettement constaté l'amélioration obtenue dans 2 cas, pendant que les malades ont été placés sous l'influence du bromure de potassium.

Je viens, après tous les éminents observateurs qui ont étudié l'intéressante question de l'action thérapeutique du bromure sur l'épilepsie, exposer, dans une simple note qui ne dépassera pas les bornes d'un court résumé, les résultats de mon expérimentation clinique à l'Antiquaille. Elle a porté, jusqu'à ce jour, sur 14 épileptiques hommes, tous aliénés, la plupart idiots ou déments, tous aussi atteints depuis fort longtemps du mal comitial, affectés soit héréditairement ou congénitalement, soit accidentellement sous l'influence des causes physiques ou morales les plus diverses. C'est assez dire que l'expérimentation a été accomplie dans les conditions les plus défavorables, les plus propres, par conséquent, à mettre en évidence les effets salutaires de la médication bromurée, s'ils apparaissent dans une mesure quelconque. Si, en effet, M. Namias soutient avec quelque logique que les lésions matérielles accompagnant l'épilepsie peuvent toutes exister sans elle, et que, d'autre part, beaucoup d'épilepsies ne se compliquant d'aucune lésion matérielle, il faut bien admettre l'intervention d'un élément inconnu, sur lequel, dans tous les cas, le bromure de potassium a toujours également prise, on doit reconnaître que telle n'est pas l'opinion du plus grand nombre des médecins. M. Legrand du Saulle n'hésite pas à dire que des échecs flagrants nous atteignent lorsque nous nous trouvons face à face avec une épilepsie symptomatique, que l'altération porte directement sur le cerveau et ses enveloppes ou que l'encéphale soit secondairement atteint par une disposition générale de l'économie, et que le bromure de potassium ne nous conduit alors qu'à des résultats fort incomplets. Mais vienne, au contraire, l'épilepsie

idiopathique, et comme il n'y a plus là d'altération organique pré-
existante soit locale, soit éloignée, et que la névrose seule est en
scène, nous pouvons intervenir avec utilité. M. Aug. Voisin
exprime en moins de mots la même idée en disant que le bromure de potassium semble ne réussir que dans le cas « où la
maladie est essentiellement idiopathique et est pure névrose. »

Je divise mes 14 observations en trois catégories : dans la
première, je réunis celles où la médication bromurée semble
avoir complètement ou presque complètement échoué ; dans la
seconde, celles qui permettent de constater une amélioration
réelle, sans qu'on soit fondé à regarder cette amélioration comme
un acheminement à une guérison complète ; la troisième se com-
pose de malades dont l'état est devenu progressivement si satis-
faisant qu'on serait porté à répondre de leur guérison définitive
si l'épilepsie, et surtout l'épilepsie compliquée d'aliénation, ne
déjouait souvent les espérances les mieux assises. Cette réserve
se justifie d'elle-même, et M. Aug. Voisin, mentionnant dans son
intéressant mémoire 4 observations de suppression d'accès épileptiques, prend soin d'ajouter : « Certes, je n'ose affirmer qu'il
ne s'en produira plus, le temps écoulé n'est pas encore assez
long ; mais au moins leur suspension depuis plusieurs mois est
assez remarquable, et la disparition des autres phénomènes nerveux qu'offrent en général les épileptiques est un beau résultat
de la médication bromurée. »

J'explique une fois pour toutes que voulant aujourd'hui mettre
en relief les seuls effets de la médication sur les accidents convul-
sifs, je laisserai en dehors de mes appréciations les modifications
apportées par le traitement aux troubles intellectuels, excepté
dans les cas où ils se lient d'une manière évidente à l'état épileptique.

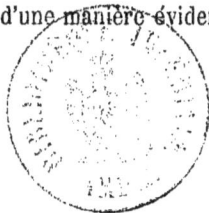

PREMIÈRE CATÉGORIE. — *7 malades; résultats nuls.*

Ire OBSERVATION. — Ch...t, 48 ans, épileptique depuis 27 ans, a commencé l'usage du bromure de potassium à la dose d'un gramme par jour, dès le commencement de 1869. La dose a été portée progressivement à 8 grammes, et continuée jusqu'à présent sans autre interruption qu'une période de trois ou quatre jours, pendant laquelle il a fallu céder aux répugnances du malade. Les attaques épileptiques (grand mal), au nombre de plus de 100 par an, réparties à peu près également sur tous les mois, n'ont été ni moins fréquentes ni sensiblement moins intenses que précédemment; seul, le cri initial qui se manifestait habituellement avec une violence extrême, manque plus souvent et a perdu son caractère de sauvagerie.

IIe OBS. — P...in, 30 ans, épileptique depuis 16 ans, n'a que des attaques nocturnes au nombre constaté d'environ 80 par an. Il est en outre phthisique et a de fréquentes hémoptysies. Le bromure de potassium a été administré d'abord pour combattre les vomissements provoqués par les quintes de toux. Sous ce rapport, il a donné de bons résultats; mais comme anti-épileptique, il a complètement échoué. Commencé à la dose d'un gramme en décembre 1868, il a été continué jusqu'à ce jour à 4 grammes par jour, habituellement associé au sirop diacode.

IIIe OBS. — Ce..le, 49 ans, fait usage du bromure depuis le 24 mai 1869, à la dose de 1 à 7 grammes par jour, progressivement. Les attaques du mal comitial se sont élevées au chiffre de 450 environ pendant les huit derniers mois de 1869; c'est à peu près le chiffre des huit mois correspondants de 1868.

IVe OBS.—Al..t, 44 ans, épileptique depuis l'âge de 18 ans, à la suite d'habitudes de masturbation. Les sept derniers mois des années 1868 et 1869 donnent un chiffre d'attaques du grand mal à peu près identique : 179 — 165. Le bromure de potassium, administré à la dose de 4 grammes le 18 juin dernier, a été continué jusqu'à ce jour à la dose de 8 grammes. Une teinte sensiblement cyanosée de la face me paraît devoir être mise sur le compte du médicament, qui est resté, comme on le voit par les chiffres qui précèdent, sans influence sur le mal.

V^e OBS. — Mo...t, âgé de 27 ans, épileptique depuis l'âge de 9 ans, à la suite d'une chute d'un lieu élevé, dit avoir eu une suspension de son ma^l

pendant plusieurs années, après un traitement par le gallium ; mais les attaques se sont reproduites, et au bout de quatre mois de l'emploi du bromure à la dose de 1 à 5 grammes par jour, elles persistent avec la même intensité et la même fréquence, de 1 à 3 chaque jour.

VIe OBS. — Ge....ay, 25 ans, imbécile, épileptique, et de plus phthisique, prend depuis 4 mois de 1 à 2 grammes de bromure par jour et n'a obtenu aucune modification dans le nombre ni dans l'intensité de ses attaques, qui varient de 5 à 15 par mois.

VIIe OBS. — Go...y, 13 ans, entré à l'asile le 15 avril 1869, a eu en mai jusqu'à 44 attaques du grand mal. Il a commencé le traitement le 6 juillet par un gramme de bromure par jour, et on a pu élever cette dose jusqu'à 7 grammes. Le chiffre des attaques mensuelles est descendu à 19. Tontefois, une dyspepsie marquée et une teinte bronzée de la face ont déterminé à suspendre le traitement qui n'a plus été repris depuis les premiers jours de décembre. Le jeune malade n'a pas tardé à revenir à son état antérieur ; mais le 12 janvier, à la suite d'accès épileptiques répétés presque coup sur coup pendant deux ou trois jours, il a fini par périr d'asphyxie.

DEUXIÈME CATÉGORIE. — 5 malades ; amélioration.

VIIIe OBS. — Ch...n, 36 ans, épileptique depuis 20 ans, a eu, en 1868, 67 attaques du grand mal. En 1869, le nombre des accès s'est élevé à 93 ; mais leur intensité est beaucoup moindre ; ils dépassent rarement le simple vertige. L'action du bromure de potassium, administré depuis un an à la dose de 1 à 8 grammes par jour, s'est manifestement révélée ; on a pu constater en même temps ses effets sur les organes génitaux : le malade se plaignait fréquemment autrefois d'érections douloureuses qui ne se sont pas reproduites depuis l'usage du remède.

IXe OBS. — Ro...e, 50 ans, épileptique depuis 11 ans, à la suite d'une chute, a vu ses attaques diminuer de fréquence et d'intensité depuis le mois de février dernier, époque à laquelle il a commencé le traitement par 2 gr. de bromure, élevé progressivement à 8, sans interruption. Il avait eu six attaques en février, on n'en a constaté qu'une seule en décembre. En même temps, l'état mental (délire maniaque) va s'améliorant.

X^e OBS. — Sa...d, 35 ans, épileptique depuis 18 ans, à la suite d'une frayeur, prend rarement ses attaques : 2 fois par mois en moyenne. Elles sont moins intenses, et le délire qui leur succède est aussi moins prononcé. L'impossibilité de produire la nausée réflexe coïncide avec une rougeur très-vive de l'isthme guttural chez cet homme qui prend le bromure de potassium à la dose de 2 à 6 grammes par jour seulement, depuis le 18 juillet dernier.

TROISIÈME CATÉGORIE. — *4 malades ; amélioration très-prononcée avec espoir de guérison.*

XI° OBS. — B...e, 57 ans, épileptique depuis 6 ans, à la suite de chagrins et de revers de fortune. Attaques du grand mal presque toujours nocturnes, au nombre de 38 pendant l'année 1868, de 22 pendant les cinq premiers mois de 1869. A été mis en traitement dès le commencement de l'année dernière et a pris de 1 à 4 grammes de bromure par jour jusqu'en avril. A cette époque, accès fébrile survenu brusquement, avec vomissements, anxiété précordiale, toux, face vultueuse, coryza. On suspend par prudence le traitement ; mais les accidents n'ayant eu aucune suite grave, on le reprend en juin suivant par 2 grammes de bromure, dose qu'on élève ensuite jusqu'à 6 par jour. Depuis le 9 mai 1869, c'est-à-dire depuis 9 mois révolus, aucune attaque épileptique n'a été constatée et l'état mental du malade s'est amélioré progressivement.

XII° OBS. — R....n, 51 ans, épileptique depuis 23 ans, à la suite, dit-il, d'une fièvre typhoïde, a eu des aliénés dans sa famille. Il n'a jamais éprouvé plus de 15 à 20 attaques par an ; mais elles étaient d'une violence extrême et ordinairement suivies d'accès de délire furieux qui avaient fait de ce malheureux l'homme le plus redoutable de l'asile. Chacune de ses attaques déterminait une éruption de taches ecchymotiques, véritable purpura, occupant exclusivement la face, le cou et la partie supérieure des épaules et de la poitrine. Cette circonstance, jointe à la vigueur peu commune et aux attributs du tempérament sanguin que présentait le malade, avait fait recourir, non sans quelque succès, à des émissions sanguines pratiquées immédiatement après les attaques, dans le but de prévenir l'intensité des accès de fureur et de diminuer l'état congestif ; mais l'épilepsie elle-même n'en avait pas été modifiée. Soumis au traitement par le bromure, au commencement de 1869, il en a pris de 1 à 4 grammes par jour, jusqu'en avril, époque à laquelle le traitement a été interrompu à la suite d'accidents analogues à ceux présentés par le précédent malade ; mais il a été repris en mai, par 2 grammes, portés peu à peu à 6 par jour. Toute autre médication a été supprimée ; aucun accès de fureur ne s'est manifesté dans le cours de cette année, aucune attaque du mal comitial n'a eu lieu depuis le mois d'octobre jusqu'au 30 janvier dernier. A cette date, on en a constaté deux survenues pendant la nuit, qui, pour la première fois depuis fort longtemps, n'ont donné lieu à aucune éruption de purpura et n'ont été sui-vies d'aucun trouble appréciable de l'état mental.

XIII° obs. — M....l, 41 ans, est épileptique depuis plusieurs années. Ses attaques, au nombre de 3 par mois en moyenne, étaient très-intenses et parfois suivies d'accès de délire furieux. Depuis le 1er janvier jusqu'en septembre dernier, il a pris de 1 à 6 grammes de bromure de potassium par jour ; son état s'est progressivement amélioré sous tous les rapports ; il a pu être rendu à sa famille et se retirer à la campagne le 4 octobre. Dépourvu de ressources, il serait sans nul doute rentré à l'asile si l'amélioration ne s'était pas maintenue.

XIV° obs. — Go...n, 30 ans, est un imbécile atteint d'épilepsie dont les attaques, la plupart très-intenses et offrant tous les caractères du grand mal, sont d'une fréquence exceptionnelle. Les chiffres suivants qui représentent leur nombre pour chaque mois de l'année dernière en donneront une idée : janvier, 190 ; février, 157 ; mars, 181 ; avril, 166 ; mai, 152 ; juin, 144 ; juillet, 150 ; août, 123 ; septembre, 68 ; octobre, 60 ; novembre, 55 ; décembre, 9. L'élévation de ces chiffres est digne de remarque, leur progression régulièrement décroissante depuis le mois de juillet ne l'est pas moins. Or, c'est le 2 août que ce malade, très-dégradé et abruti par la répétition si fréquente de ses attaques convulsives, a commencé à prendre le bromure à la dose de 2 grammes par jour, et il est arrivé en assez peu de temps à la dose de 10 grammes, qu'il continue encore aujourd'hui et qu'il supporte à merveille. Les dernières attaques observées ont été non seulement moins rapprochées, mais moins intenses ; la plupart n'ont pas dépassé les proportions du vertige. Aucune ne s'est produite depuis le 17 décembre, c'est-à-dire depuis près de deux mois. Notons chez ce malade une teinte légèrement bronzée de la face, une rougeur vive de l'isthme du gosier et l'impossibilité absolue de provoquer la nausée réflexe.

Dans la grande majorité des cas, le pouls des épileptiques soumis à l'action du bromure de potassium, a présenté une fréquence au-dessus de la moyenne normale ; sur 4 malades, dont 1 phthisique, il a donné plus de 100 pulsations à la minute ; toujours il s'est fait remarquer par sa faiblesse, par le défaut de tension artérielle. Chez deux de mes malades j'ai noté la rougeur de la muqueuse bucco-pharyngienne coïncidant avec l'absence de la nausée réflexe ; mais chez tous l'impossibilité de provoquer la nausée était à peu près absolue, la sensibilité tactile de l'isthme du gosier restant intacte. Cette distinction a été soigneusement établie par M. Auguste Voisin, contrairement à l'assertion de M. Gubler, qui prétend qu'au-dessus de 2 grammes le bromure de potassium détermine l'anesthésie complète de l'isthme guttural.

Deux fois aussi, j'ai noté la cyanose des téguments de la face. Dans quelques autres cas, j'ai constaté le même phénomène, mais à un degré tellement faible que je n'ai pas cru devoir y insister dans les observations particulières ; plus fréquemment, au contraire, j'ai remarqué une pâleur mate de la peau, analogue à celle que détermine la chlorose.

Chez deux malades, tous deux très-favorablement influencés par la médication bromurée, un état catarrhal très-prononcé de la muqueuse bronchique et nasale, accompagné de fièvre intense, a nécessité une interruption momentanée du traitement. Enfin, une disposition particulière d'un de mes épileptiques m'a fourni le moyen de constater l'influence anti-aphrodisiaque du bromure de potassium, influence, soit dit en passant, complètement niée par le Dr Williams.

En résumé : Troubles de la circulation, abolition ou diminution très-considérable de la sensibilité réflexe, disposition à l'état catarrhal, action anti-aphrodisiaque, tels sont les phénomènes physiologiques dus au bromure de potassium qu'il m'a été donné de constater d'une manière à peu près certaine.

Ces phénomènes sont-ils les seuls qui se produisent ? Je suis loin de le penser; mais je n'ai pas la prétention de faire l'histoire complète de la médication bromurée ; je me borne à dire ce que j'ai observé sur un nombre très-limité de malades. Il est un point cependant que je ne puis passer sous silence ; je veux parler des éruptions cutanées, notamment de l'acné que beaucoup de bons observateurs s'accordent à signaler comme l'un des phénomènes les plus constants et les plus rapidement obtenus par l'emploi du bromure de potassium. Pour M. Legrand du Saulle, toutefois, l'acné est souvent iodique plutôt que bromique ; mais M. J. Falret ne partage pas cet avis, et M. Aug. Voisin, qui attache une grande importance à cette manifestation de l'action physiologique du bromure qu'il n'a jamais vu manquer, insiste, pour ne laisser aucune place au doute, sur la pureté parfaite du produit employé par lui. Quant à moi, sur aucun des 14 épileptiques dont j'ai eu à m'occuper, je n'ai trouvé trace d'une semblable éruption ; et, chose singulière, j'ai eu occasion de voir un malade — un seul à la vérité — dont l'observation n'a rien de commun avec l'objet de cette communication, qui ayant vu à son grand déplaisir une éruption acnéiforme se développer dans le cours d'un traitement par le bromure de potassium, a obtenu de son pharmacien l'aveu que le médicament contenait une proportion notable d'iodure. Il y a donc lieu, suivant moi, de faire quelques réserves sur ce point.

J'ai dit en commençant que j'omettais à dessein pour le moment l'étude de l'influence de la médication par le bromure sur les troubles psychiques, à moins qu'il ne s'agit de symptômes de cet ordre tenus sous la dépendance immédiate de l'épilepsie. Lorsqu'il en est ainsi, on comprend qu'une influence favorable exercée sur cette dernière maladie par une médication quelconque, ait bientôt son retentissement sur l'état mental qui en est la conséquence. J'ai constaté à ce sujet un fait assez curieux qui a été remarqué aussi par les servants de l'asile, et qui, s'il n'est pas le résultat de circonstances toutes fortuites et par conséquent passagères, serait une preuve éclatante de l'action médicatrice du bromure de potassium. Depuis quelques mois, la physionomie du quartier dans lequel sont réunis les épileptiques s'est notablement modifiée. Ces malheureux sont plus calmes, moins querelleurs, l'irascibilité qui est le trait dominant du caractère d'un grand nombre d'épileptiques, amène beaucoup moins souvent qu'autrefois des actes de violence. Concordance singulière, le même fait est signalé par le docteur Clouston à Comberland et à Westmoreland, et le docteur Williams, médecin de l'asile de Northampton, tout en déclarant qu'il n'a pas trouvé un spécifique dans le bromure de potassium, reconnaît que les quartiers où séjournent les épileptiques ont paru transformés depuis que le médicament a été administré. « Aussi, dit-il, si ce mémoire peut décider des essais de ce genre dans d'autres établissements, et que le succès réponde à celui de l'asile de Northampton, les peines que j'ai prises pour le rédiger seront largement récompensées. »

Les médecins sont loin d'être fixés sur les doses et le mode d'administration de ce médicament. Je l'emploie presque toujours en solution dans de l'eau distillée. Je commence par 1 ou 2 grammes, au plus, dans les 24 heures ; j'augmente progressivement, sauf contre-indication, jusqu'à 10 et même 12 grammes par jour. Jamais je n'ai dépassé cette quantité ; très-rarement les effets physiologiques du remède m'ont paru assez graves pour m'y faire renoncer définitivement ; je n'ai pas eu à me repentir de ma persistance, et je ne puis m'expliquer l'assertion d'Orfila, affirmant dans son *Traité de médecine légale* que le bromure de potassium, introduit dans l'estomac à la dose de 4 à 8 grammes, détermine la mort s'il n'est pas vomi.

Je dois toutefois faire remarquer de nouveau que, dans les observations recueillies à l'Antiquaille, je n'ai eu affaire qu'à des malades très-gravement atteints, tous aliénés chroniques, que les médicaments les plus énergiques semblent être l'objet d'une to—

lérance toute spéciale de la part de ces malheureux ; que chez eux, les symptômes des maladies intercurrentes, la marche des grands traumatismes déroutent toutes les prévisions, et qu'on peut presque impunément leur faire prendre des quantités énormes de jusquiame, d'opium, etc. Leur état *physiologique* a donc subi des modifications profondes qui ne permettent pas de comparaison entre les résultats obtenus chez eux et chez d'autres malades. Sans vouloir donc fixer à 8 ou 10 grammes les doses de bromure de potassium auxquelles on doit arriver, je suis porté à croire qu'en commençant par de faibles quantités, en les augmentant progressivement, et en ne perdant pas de vue les malades en traitement, les symptômes avertissant qu'on approche des limites de la tolérance propre à chaque individu, n'auront jamais une gravité redoutable.

Il convient d'autant plus d'être bien fixé sur les doses auxquelles il convient de porter le remède, que le traitement doit être, dans tous les cas, prolongé pendant un temps fort long. Il est à craindre, en effet, et j'insiste sur ce point après bien d'autres observateurs, que l'action, suivant moi incontestable, du bromure de potassium se borne le plus souvent à tenir en échec des manifestations morbides toujours prêtes à se reproduire dès qu'on en cesse l'emploi ; mais lorsqu'il ne s'agit plus que de maintenir des résultats acquis, il paraît rationnel de diminuer beaucoup la dose, et plus d'une fois déjà il m'a suffi de 1 à 2 grammes par jour pour conjurer le retour d'accidents dont 8 ou 10 grammes avaient eu peine à triompher. Seulement, il faut continuer presque indéfiniment l'usage du remède, avec quelques intervalles de repos, et je ne saurais me rallier à l'avis de M. Legrand du Saulle, se bornant à prolonger la médication pendant un an et à la reprendre la seconde année pendant 30 jours tous les trois mois.

Quelque incomplets que soient les résultats que j'ai obtenus, je les crois, sinon décisifs, du moins suffisants pour justifier de nouvelles recherches, surtout si on les rapproche de ceux déjà publiés. Une action favorable, quoique à des degrés divers, dans la moitié des cas (7 sur 14), quand il s'agit d'une maladie dont le nom seul rappelle l'idée de la presque incurabilité, est quelque chose de considérable et dont il faut tenir compte.

Quelle est la nature de cette action? Cliniquement parlant, on est porté à affirmer que le bromure de potassium est un hyposthénisant d'une grande puissance.

Quel en est le mécanisme? Est-ce une action exclusivement élective sur le bulbe rachidien et par suite [sur les manifestations réflexes? Et si l'on peut dire d'une manière générale que le bromure diminue l'innervation cérébro-spinale, agit-il directement sur la texture et la nutrition de l'élément nerveux, ou indirectement en modifiant la circulation, et notamment la circulation capillaire de certaines parties de l'axe cérébro-spinal? Questions non encore résolues et auxquelles on ne saurait mieux répondre jusqu'à plus ample informé, qu'en s'inspirant des réflexions si judicieuses qui terminent un intéressant travail de notre collègue M. Bondet.

Personne jusqu'ici n'a vu l'altération matérielle de la fibre ou de la cellule nerveuse pouvant être rapportée à l'action du bromure. Mais le trouble de la circulation est indéniable : action spéciale sur les vaisseaux, diminution, gêne de la circulation capillaire, et comme conséquence, diminution de la sensibilité et des mouvements réflexes, voilà ce qu'il nous est donné de constater. Aller au-delà, serait se lancer dans le champ des hypothèses ; mais c'en est assez pour justifier dans une certaine mesure la faveur dont ce médicament est en possession.

14 février 1870.

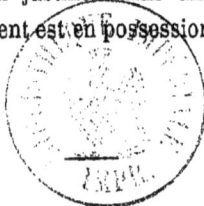